AF585842

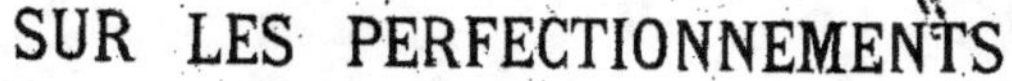

SUR LES PERFECTIONNEMENTS

APPORTÉS A LA

Coloration du Tissu Nerveux

PAR LE

BLEU DE MÉTHYLÈNE

PAR

Charles GARNIER et P. BOUIN

(Communication à la Réunion biologique de Nancy, Novembre 1895)

NANCY
IMPRIMERIE NANCÉIENNE, 15, RUE DE LA PÉPINIÈRE

1903

Sur les Perfectionnements

APPORTÉS A LA

COLORATION DU TISSU NERVEUX

PAR LE

BLEU DE MÉTHYLÈNE

A l'époque actuelle, nous possédons deux méthodes de choix pour l'étude microscopique du système nerveux ; je veux parler des méthodes de GOLGI et d'EHRLICH. Mais si le premier de ces procédés a l'avantage de nous fournir des images nettes, et pour ainsi dire schématiques, il n'est pourtant pas à l'abri de toute critique ; le sel d'argent, en effet, n'imprègne pas seulement les éléments nerveux, mais il peut se fixer sur les canaux excréteurs, sur les vaisseaux sanguins, par exemple, et compliquer ainsi l'examen des préparations ; de plus, le procédé au chromate d'argent n'échappe pas non plus à une objection trop souvent formulée à propos de méthodes histologiques, c'est de ne livrer que des images artificielles dues à l'action du réactif sur l'élément, après la mort de celui-ci.

Aussi la méthode préconisée par EHRLICH, en 1886, fut-elle un véritable perfectionnement dans la technique du système nerveux. Elle consiste essentiellement dans l'emploi, comme réactif colorant, d'une solution aqueuse de bleu de méthylène, mélangée en proportion variable à de la solution physiologique de sel marin. Si l'on injecte ce liquide dans le système vasculaire d'un animal, la matière colorante, au bout de quelque temps, se porte sur tout ce qui est élément nerveux et le colore d'une façon élective.

La nature du bleu employé n'est pas indifférente pour la réussite de la coloration. EHRLICH, et après lui, DOGIEL et BETHE qui se sont occupés de perfectionner la méthode, recommandent de ne pas se servir du bleu de méthylène du commerce, qui est un composé de $ZnCl^2$ et de bleu de méthylène, mais d'employer le chlorure ou chlorhydrate de bleu de méthylène, combinaison d'acide chlorhydrique et de tétraméthylthiodiphénylamine ; ce produit doit, de plus, avoir été purifié, afin d'enlever toute trace d'arsenic qui pourrait nuire à la réaction.

La matière colorante, une fois injectée dans les vaisseaux, n'apparaît pas immédiatement au niveau des éléments nerveux : la coloration ne se fait que lentement et d'une façon progressive. Si l'on en suit le processus au microscope, on voit la teinte, d'abord très pâle, se foncer de plus en plus jusqu'à atteindre un maximum. C'est seulement à ce moment qu'il convient d'utiliser la préparation ; malheureusement la coloration n'est que passagère, et bientôt la teinte commence à pâlir pour disparaître ensuite.

Il semble qu'on ait ici affaire à un véritable processus d'oxydation de nature vitale, qui, favorisé en outre par l'apport de l'oxygène de l'air, s'empare du bleu de méthylène, probablement réduit au préalable dans l'intimité des tissus en sa leucobase, pour faire réapparaître la coloration. Puis l'absorption du bleu continue à se faire et, en même temps, l'intoxication causée par la matière colorante hâte la mort des éléments qui, désormais incapables de fixer l'oxygène, deviennent le siège de réductions, ramenant ainsi le bleu de méthylène à l'état incolore : c'est là ce qui expliquerait la disparition de la coloration au bout de quelque temps.

Il faut donc employer le procédé au bleu sur des éléments vivants : c'est une des principales règles à suivre lors de l'application du procédé. Mais on conçoit que, avec un facteur aussi complexe et aussi variable que l'être vivant, les conditions de réussite soient toujours livrées au hasard ; c'est, du reste, ce qui cause les insuccès qui ne manquent pas avec cette méthode.

Malgré cela beaucoup d'observateurs s'occupèrent, dès le début, de fixer la coloration de manière à faire des préparations durables. Le principe de cette fixation résidait dans le choix d'un réactif qui, sans abîmer les tissus, précipitât sous forme de fines granulations le bleu de méthylène à l'endroit où il se trouvait, c'est à dire sur les éléments nerveux. On employa successivement l'iodure de potassium ioduré, l'acide picrique ; Dogiel préconisa le picrate d'ammoniaque en solution aqueuse concentrée ; d'autres eurent en vue une double coloration et se servirent pour cela du picrocarmin de Hoyer.

On arriva ainsi à avoir des préparations persistantes ; mais la solubilité dans l'alcool, du précipité que l'on obtenait avec ces différents réactifs, ne permettait pas de monter au baume, et l'on en était réduit à employer dans le même but la glycérine, ou tout autre liquide aqueux qui, à la longue, finissait par détériorer les préparations.

C'est encore à cause de cette même solubilité du précipité de bleu dans l'alcool, qu'il était impossible de couper à la paraffine les tissus ainsi colorés.

Aussi la méthode d'Ehrlich n'a-t-elle guère servi jusqu'à ces derniers temps, qu'à l'étude du système nerveux périphérique, pour laquelle on pouvait à la rigueur se passer de couper les pièces qui, généralement minces, permettaient l'examen par transparence. De plus, une autre difficulté se présentait pour l'étude du système nerveux central par la méthode du bleu.

Comme dans ce cas, les organes à étudier sont assez volumineux, on conçoit que, même après une injection réussie, la superficie des pièces se trouvant seule au contact de l'air, l'oxygène ne pourra pas pénétrer jusque dans la profondeur pour oxyder le leucobleu de méthylène, et si l'on vient à fixer par les procédés ordinaires, on n'aura absolument que la zône extérieure de colorée.

Il s'agit donc maintenant, pour perfectionner la méthode, non plus seulement de trouver un composé de bleu insoluble dans les alcools, mais de pouvoir, à l'aide du même réactif fixateur, hâter la coloration à l'intérieur du tissu en oxydant le bleu.

Parker, qui fit la première tentative dans le but de faire des coupes à la paraffine après coloration au bleu, ne paraît pas s'être occupé de ce dernier point Sa méthode ne vise, en effet, que des objets de petite taille, comme des ganglions nerveux d'invertébrés, qui se colorent parfaitement par exposition à l'air.

Sitôt la teinte arrivée à son maximum, ce qu'il est ici possible de vérifier au microscope, il précipite la matière colorante par une solution aqueuse composée de sublimé. Puis, comme le précipité en question est soluble dans l'alcool, PARKER tourne la difficulté en déshydratant dans le méthylal additionné d'un peu de sublimé, qu'il remplace ensuite graduellement par le xylol. Il ne reste plus qu'à inclure à la paraffine ou à monter au baume, suivant que l'on veut couper ou examiner par transparence.

Cette méthode, qui est assez longue puisqu'il faut laisser les pièces dans le xylol de 4 à 5 jours afin d'enlever toute trace de sublimé, ne donne que des préparations assez éphémères. Au bout d'un mois déjà, nous dit PARKER, les détails s'effacent, rendant ainsi impossible l'étude des préparations.

La méthode préconisée cette année par ALBRECHT BETHE, dans un article des *Arch. f. mikr. Anat.*, paraît résoudre cette dernière difficulté, puisque l'auteur a pu, au moyen de son procédé, étudier sur des coupes le système nerveux central du *Carcinus Maenas*.

Le réactif précipitant est ici le molybdate d'AzH^4 qui forme avec le bleu de méthylène un sel, le pentamolybdate de bleu de méthylène, difficilement soluble dans l'alcool à froid, d'où l'indication d'opérer dans les environs de 0°.

Comme le molybdate forme, avec la leucobase du bleu, un précipité non coloré, BETHE arrive à le bleuir en l'oxydant par l'emploi de l'eau oxygénée. Cette eau oxygénée forme, avec le molybdate, un hypermolybdate de AzH^4 qui, au contact des tissus, abandonne de l'oxygène, lequel se portera sur le composé de bleu de méthylène et de molybdate. On évite ainsi le dégagement gazeux, nuisible aux éléments, qui aurait lieu si l'on employait directement l'eau oxygénée comme agent oxydant.

. On opère de la façon suivante : après avoir injecté la solution de bleu dans le système circulatoire et après avoir laissé le réactif en contact avec les éléments pendant un temps variable, selon l'espèce animale, on immerge les pièces dans le liquide fixateur composé d'une solution aqueuse de molybdate d'AzH^4 à 1 gr. pour 10, à laquelle on ajoute 1 centimètre cube d'eau oxygénée et on laisse le tout au froid pendant deux à cinq heures, selon la grosseur des pièces. Puis on lave à l'eau pendant une demi-heure à deux heures, afin d'enlever tout le molybdate qui précipiterait par l'alcool et troublerait la préparation. Ensuite on déshydrate dans les divers alcools, en ayant soin d'opérer toujours à froid, et on remplace l'alcool par le xylol. Il faut prendre garde de ne pas laisser de traces d'alcool dans le xylol, car le précipité se dissoudrait à chaud lors de l'inclusion à la paraffine. On coupe ensuite et l'on monte au baume.

Cette méthode permet, en outre, de colorer dans les préparations d'autres éléments que les éléments nerveux. Tous les réactifs colorants peuvent être employés dans ce but, à l'exception de ceux renfermant des acides minéraux ou des savons ; il faudra, par conséquent, exclure les carmins acides ou alcalins. Quant aux couleurs d'aniline, on peut les employer toutes sans exception.

Nous avons, M. Bouin et moi, appliqué le procédé à l'étude des membranes et de la rétine en particulier, en employant le bleu de méthylène seul ou associé à l'orange, et les préparations faites depuis plus d'un mois ne paraissent pas avoir perdu de leur coloration. Il semble donc, comme vous pouvez vous en assurer, que la méthode de Bethe constitue un véritable progrès dans la technique du système nerveux en général.

Nancy. — Impr. Nancéienne, 15, rue de la Pépinière. — 6033.

www.ingramcontent.com/pod-product-compliance
Lightning Source LLC
LaVergne TN
LVHW012025170826
845678LV00004BA/1641
* 9 7 8 2 3 2 9 6 1 8 5 4 8 *